ATLAS

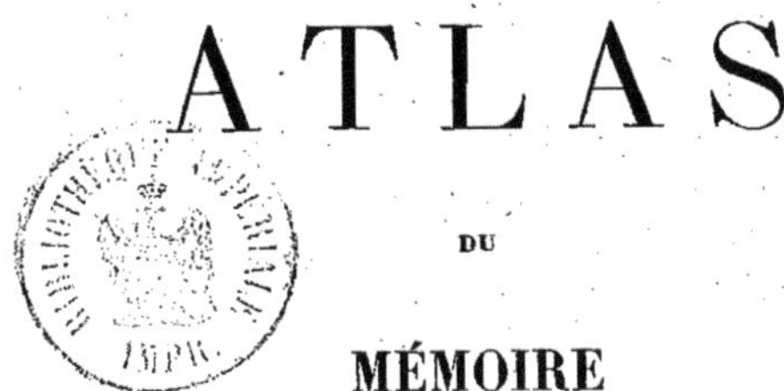

DU

MÉMOIRE

SUR LA STRUCTURE ET LA FONCTION

DU

PLACENTA

PAR LE PROFESSEUR G. B. ERCOLANI

CONTENANT

DIX PLANCHES

Gravées par C. BETTINI de Bologne

ALGER

IMRRIMERIE ET LIBRAIRIE JUILLET St LAGER, ÉDITEUR

1869

EXPLICATION

DES

PLANCHES

PLANCHE I

Les quatre figures de cette planche représentent la structure schématique et les rapports des deux parties qui constituent le placenta, c'est-à-dire la vasculaire ou fœtale, et la glandulaire ou maternelle chez les mammifères et dans l'espèce humaine.

Figure 1

Placenta disseminé ou villeux. La figure représente une section verticale de l'utérus, du placenta et du chorion d'une jument.

a. Chorion.

b. Vaisseaux artériels et veineux en rapport avec ceux du cordon ombilical et desquels naissent les villosités qui constituent la portion fœtale du placenta.

c, c. Les villosités susdites du chorion.

d, d. Follicules glandulaires simples et biloculaires munis d'épithélium interne qui se développent seulement dans la gestation sur toute la surface interne de l'utérus de la jument, et qui constituent la portion glandulaire ou maternelle du placenta.

e. Parois de l'utérus.

h, h. Tissu connectif sous-muqueux de l'utérus, qui prolifère entre les follicules glandulaires et que parcourent les vaisseaux utéro-placentaires.

Figure II

Placenta multiple. Figure schématique qui représente une section verticale de l'utérus, d'une portion d'un cotylédon et du chorion chez une vache.

a. Chorion.

b. Vaisseaux artériels et veineux en rapport avec ceux du cordon ombilical ; et desquels naissent les villosités constituant les cotylédons fœtaux, c'est-à-dire la portion fœtale du placenta.

c, c. Les villosités susdites du chorion.

d, d. Agrégation de follicules glandulaires simples munis d'épithélium interne, superposés les uns aux autres et s'ouvrant dans une cavité commune, par laquelle entrent les pinceaux vasculaires des villosités du chorion. L'agrégation des follicules constitue le cotylédon utérin, c'est-à-dire la portion maternelle ou glandulaire du placenta de cet animal.

e. Parois de l'utérus.

f. Pédicule du cotylédon dans l'utérus gravide, ou cotylédon permanent, ou rudimentaire des auteurs, dans l'utérus non gravide.

g, g. Tissu connectif qui s'élève du cotylédon rudimentaire et qui prolifère entre les follicules de l'organe glandulaire de nouvelle formation, dans lequel circulent les vaisseaux du cotylédon utérin, ou vaisseaux utéro-placentaires des animaux à placenta unique.

Figure III

Placenta unique des brutes. Comme les précédentes cette figure représente une section schématique verticale de l'utérus, du placenta et du chorion d'une chienne.

a. Chorion adhèrent à la surface fœtale du placenta.

b. Vaisseaux artériels et veineux en rapport avec ceux du cordon ombilical, et desquels naissent les villosités constituant la portion fœtale du placenta.

c, c. Les susdites villosités.

d, d. Follicules glaudulaires à marche fort sinueuse et communiquant entr'eux, ou portion maternelle du placenta, dérivant des plis et des sillons préexistant dans la membrane muqueuse de l'utérus non gravide. Le cul-de-sac de ces follicules est indiqué en bas par la lettre *g* ; en haut la même lettre indique leur orifice qui est adhérent au chorion.

e, e. Parois de l'utérus.

f. Tissu connectif qui s'élève entre les grands plis de la muqueuse transformés en follicules glandulaires sinueux, parcourus par les vaisseaux maternels ou utéro-placentaires.

h. h. Grands plis festonnés de la muqueuse utérine qui s'élèvent sur les bords externes du placenta. Les franges ou festons internes de ces plis (*g. g.*) sont transformés en follicules glandulaires.

Figure IV

Placenta humain. Ainsi que dans les figures précédentes on y a représenté une section verticale schématique de l'utérus, du placenta et du chorion de la femme.

a. Chorion adhérent à la surface fœtale du placenta.

b. Vaisseaux artériels et veineux en rapport avec ceux du cordon ombilical, et desquels naissent les villosités constituant la portion fœtale du placenta.

c. c. Les mêmes villosités, qu'on voit complètement enveloppées par une gaîne *(d, d.)*, depuis le chorion jusqu'à l'utérus.

d, d. Cette même gaîne qui a son origine dans la caduque et qui se trouve constituée par une paroi externe et par une couche épithéliale interne qui forment l'organe glandulaire ou portion maternelle du placenta.

e, e. Parois de l'utérus.

f. Caduque sérotine qui couvre la face utérine du placenta.

g. Transformation en tissu fibreux des parois de l'organe glandulaire fourni aux villosités par la sérotine, à l'effet de fixer fortement au chorion les vaisseaux de la portion fœtale du placenta.

h. Une villosité du placenta fœtal, dont on a enlevé l'enveloppe extérieure fournie par la sérotine et qui forme le placenta maternel.

PLANCHE II

Fig. I.

Elle représente à un grossissement de 250 diamètres un pli de la muqueuse utérine d'une chienne à terme, appliqué sur une lame. L'épithélium a été enlevé en grande partie pour faire voir une glande utriculaire ou rameuse de l'utérus et pour montrer qu'il n'y existe pas une autre espèce de glandes, dites simples, pour les distinguer des précédentes.

a. Glande utriculaire ou rameuse. Elle est coupée en deux et diminuée dans sa longueur par uu espace blanc qui divise la figure.

b. Orifice arrondi d'une des mêmes glandes vu de face dans la cavité de l'utérus. La forme en entonnoir qu'ont les glandes près de leur orifice se voit clairement à la lett. *a*. Dans cette portion de muqueuse, où j'ai représenté l'orifice des glandes utriculaires utérines, tout l'épithélium n'a pas été enlevé ; et on distingue comment il est disposé par couches, (lett. *c*, *c*.).

d,d,d Réseau vasculaire, sous-muqueux dans lequel on aperçoit bien distinctement la formation de vaisseaux nouveaux, au moyen des corpuscules du tissu connectif. En plusieurs endroits, il est impossible de reconnaître si le corpuscule est ou n'est pas encore transformé en vaisseau.

Figure II

Portions d'une glande utriculaire de l'utérus d'une vache, vu à

200 diamètres pour donner une idée des formes goîtrées et des appendices propres à ces glandes chez cet animal. Dans la figure on voit clairement la membrane externe et l'épithélium cylindrique interne de ces glandes.

b, b. Appendices goîtrés.

c. Terminaison ordinairement biloculaire des dites glandes chez cet animal.

PLANCHE III

Muqueuse de l'utérus gravide et non gravide de la jument vue au faible grossissement de 25 diamètres.

Figure I

Section verticale de la muqueuse de l'utérus non gravide.

a, a. Épithélium de la surface interne de l'utérus marqué par une ligne obscure. Le faible grossissement ne permet pas de distinguer les éléments épithéliaux dont il est formé.

b, b. Glandes utriculaires simples et à marche irrégulièrement sinueuse, les unes entières, et d'autres coupées en sens divers.

Figure II

La même section dans l'utérus gravide à terme et au même grossissement.

a, a, a Follicules glandulaires qui remplacent l'épithélium sur toute la surface interne de l'utérus gravide.

b, b. Débouchés dans la cavité utérine des glandes utriculaires, en bas ces mêmes glandes sont coupées en sens différents.

Figure III

Section verticale de la muqueuse utérine de la jument non gravide, à 250 diamètres.

a, a. Couche superficielle d'épithélium vibratile de la cavité interne de l'utérus, et couches profondes provenant d'une transformation des corpuscules du tissu connectif.

b, b, b. Débouché des glandes utriculaires au milieu des couches de l'épithélium.

c, c, c. Les mêmes glandes coupées transversalement plus bas au milieu du tissu unitif sous-muqueux.

PLANCHE IV

Section verticale du chorion et du placenta d'une jument, vue au grossissement de 250 diamètres.

Figure I

a. Chorion.

b. Couche épithéliale qui couvre la face utérine du chorion et qu'on peut considérer comme représentant la caduque vraie dans cet animal.

Vaisseaux artériels et veineux en rapport avec le cordon ombilical. Dans le chorion on en voit beaucoup qui sont coupés transversalement. De ces vaisseaux partent, en forme de pinceaux, de nombreuses diramations qui constituent les villosités choriales, ou la portion fœtale du placenta.

d, d. Deux de ces villosités recouvertes de leur épithélium externe.

e. Autre villosité qui montre dans son intérieur l'anse vasculaire.

f, f. Racines de villosités coupées.

g, g. Un des très-nombreux follicules glandulaires dont est formée la portion maternelle du placenta chez cet animal, contenant une villosité du chorion qui dans la figure est en couleur foncée.

h. Autre des mêmes follicules coupé à son tiers supérieur, duquel on a enlevé la villosité de sa cavité interne. Dans celui-ci on voit plus nettement la membrane externe et l'épithélium interne du follicule.

i. Ouverture en entonnoir d'un follicule glandulaire, par laquelle entre la villosité correspondante du chorion.

l, l. Les vaisseaux utéro-placentaires qui forment des pinceaux à anse, dans le tissu connectif, lequel s'élève entre les follicules glandulaires.

m, m. Branches latérales coupées des mêmes vaisseaux, qui forment de riches réseaux vasculaires autour des follicules glandulaires.

Figure II

Glandes utriculaires prises dans l'utérus gravide d'une chatte presque à terme. Les différentes dimensions qu'elles présentent font croire qu'elles peuvent varier beaucoup de volume, mais que, dans cet animal aussi, il n'existe pas deux espèces de glandes utérines.

a. Ouverture ou débouché en entonnoir des mêmes glandes.

b, b. Cul-de-sac de ces mêmes glandes.

c. Couches épithéliales de la muqueuse utérine. On n'a pas représenté les glandes utriculaires encore plus voluminueuses. Dans le fond se trouvent, parfois, des sortes de compartiments.

PLANCHE V

Figure I

Section, en partie tranverse et en partie oblique, de l'organe glandulaire, ou portion maternelle du placenta, qui se développe sur toute la surface interne de l'utérus dans la grossesse de la jument, au grossissement de 250 diamètres.

a, a. Follicules glandulaires coupés obliquement vers leur cul-de-sac.

b, b. Les mêmes, coupés transversalement.

c, c. Tissu connectif de l'utérus qui s'élève entre les follicules glandulaires et au milieu duquel sont les vaisseaux utéro-placentaires.

d. Un de ces vaisseaux susdits.

e, e. Portions de réseaux vasculaires pariétaux formés autour des follicules par les mêmes vaisseaux.

f, f. Deux glandes utriculaires qui s'élévent entre le tissu connectif de nouvelle formation de l'utérus, et vont déboucher dans la cavité interne de même que dans l'utérus non gravide. Dans la figure elles sont coupées transversalement vers la base des follicules glandulaires.

Figure II

Section transversale de la muqueuse qui recouvre les cotylédons rudimentaires de l'utérus non gravide d'une vache, au grossissement de 250 diamètres, pour démontrer que dans l'utérus de la vache existent réellement deux espèces de glandes utérines.

a, a. Deux glandes utriculaires, coupées transversalement, qu'on voit entourées d'un très-grand nombre de petits follicules glandulaires de volume différent.

PLANCHE VI

Figure I.

Section verticale d'une partie du cotylédon de l'utérus gravide d'une vache, elle laisse voir les rapports du placenta fœtal avec l'utérus au grossissement de 250 diamètres.

a,a,a Vaisseaux du placenta fœtal formant les pinceaux vasculaires connus sous le nom de cotylédons fœtaux.

b,b,b. *c,c,c.* Follicules glandulaires superposés les uns aux autres et constituant la portion maternelle du placenta ou cotylédon utérin. Par la coupe verticale les follicules sont nécessairement coupés en sens divers; en *c, c, c,* on voit des incisions plus au moins transversales; en *b, b, b,* la section du follicule est en partie verticale; elle permet d'en distinguer la figure et d'en reconnaître la disposition.

d, d. Tissu connectif qui s'élève de la surface des cotylédons utérins permanents, et qui, en s'insinuant entre les follicules, constitue le stroma de nouvel organe glandulaire. Entre les lames du tissu connectif, s'étendent les vaisseaux nourriciers maternels correspondant aux vaisseaux utéro-placentaires.

e,e,e. Tissu connectif du pédicule des cotylédons formé par la portion rudimentaire ou permanente des cotylédons de l'utérus non gravide.

f, f. Section transversale de deux artères utérines ou nourricières du cotylédon utérin.

h. Idem d'une portion seulement d'une veine utérine du cotylédon.

m, m. Deux follicules glandulaires sectionnés, l'un transversalement, l'autre en partie longitudinalement: dans l'intérieur de ce dernier on voit quelques cellules fort différentes des épithéliales simples, qui recouvrent la surface interne des mêmes follicules dans l'utérus non gravide. (V. la P. v. fig. 2).

PLANCHE VII

Formation du placenta unique dans la lapine au grossissement de 250 diamètres.

Figure I

Section verticale de la muqueuse de l'utérus d'une lapine entre le huitième et le dixième jour de grossesse. La préparation a été faite avec la muqueuse qui est près du placenta.

a, a. Follicules normaux de la muqueuse énormement agrandis. La paroi inférieure de ces follicules a été coupée dans quelques-uns (lett. *b*).

c. Quelques-uns de ces mêmes follicules compris dans l'incision verticale, et coupés transversalement vers leur base.

d, d. Tissu connectif sous-muqueux de l'utérus en voie de prolifération.

Figure II

Section transversale du jeune placenta vers sa face utérine pour faire voir (*a, a.*) comment les susdits follicules s'élargissent vite en forme d'entonnoir à l'endroit où le placenta se forme.

b. Deux de ces follicules très-rapprochés et unis ensemble à leur base.

c, c. Tissu connectif hyperplasique et hypertrophique provenant du tissu connectif de l'utérus et destiné à subir d'autres transformations au fur et à mesure que le placenta se développe.

Figure III

Section transversale du même placenta vers sa face fœtale.

a, a. Tubes glandulaires, en voie de formation destinés à recevoir les villosités vasculaires du chorion.

c, c. Tissu connectif comme dans la figure précédente (lett. *c*).

Figure IV

Section verticale d'un pli de la muqueuse, pris dans le même utérus de la lapine un peu loin de l'endroit où commence à se former le placenta.

a. Tissu connectif utérin.

b, b. Le même élevé par prolifération, et augmentant, ainsi, le volume des plis de la muqueuse et de ses nombreux festons.

c,c,c. Ouvertures faites par l'incision des mêmes festons, remarquablement augmentées en forme de calices.

d, d. Petits follicules de la muqueuse coupés vers leur base.

e. Un vaisseau sous-muqueux qui aurait été utéro-placentaire si ce pli se fût changé en portion maternelle du placenta.

Cette élégante structure des plis de la muqueuse, loin de la place où s'arrêta l'œuf, donne une idée de la structure primordiale du placenta maternel à l'endroit où l'œuf s'arrête.

PLANCHES VIII ET IX

Section verticale complète du placenta d'une chienne à terme au grossissement de 250 diamètres.

PLANCHE VIII

Surface fœtale du placenta.

Figure I

a, a. Chorion dont les cellules du tissu connectif se confondent avec le tissu connectif provenant de celui de l'utérus, par lequel le chorion adhère fortement à la surface fœtale du placenta.

b, b. Vaisseaux en rapport avec ceux du cordon ombilical, et desquels partent les villosités, constituant la portion fœtale du placenta, qui entrent dans les follicules glandulaires.

c, c. Les ouvertures des follicules sur la surface fœtale du placenta communiquant fréquemment entr'elles au moyen de tubes courts (lett. *d*).

d, Un de ces tubes.

e, e. Ouvertures provenant de la section d'autant de ces tubes de communication.

f, f. Tissu connectif né par prolifération de celui de l'utérus, et parcouru par les vaisseaux utéro-placentaires.

g, g. Vaisseaux susdits.

Figure II

Portion médiane du même placenta, qui montre la marche très-sinueuse des follicules glandulaires qu'on voit entiers aux endroits marqués par la lettre *a*, et à moitié ouverts à la lettre *b*. Les lettres *e, f, g*, correspondent aux parties indiquées dans la figure précédente par les mêmes lettres.

PLANCHE IX

Portion utérine du même placenta.

a, a. Tissu connectif utérin.

b, b. Glandes utriculaires sectionnées transversalement.

c, c. Tissu connectif qui a proliféré entre les grands plis et les festons de la muqueuse changés en follicules glandulaires.

d,d,d Culs-de-sac des follicules glandulaires formés par les festons de la muqueuse, où n'arrivent pas les villosités du placenta fœtal.

e,e,e. Orifices, dans les culs-de-sac des susdits follicules glandulaires, des tubes sinueux, dans lesquels se trouvent seulement les villosités du placenta fœtal, représentées dans la planche précédente. (Fig. 2, let. *a*, et *b*).

PLANCHE X

Placenta humain grossi à 250 diamètres.

Figure I

Section verticale du placenta à sa surface fœtale.

a. Chorion, dont les cellules de tissu connectif se confondent avec celles de la sérotine devenues fibreuses.

b. Vaisseaux artériels et veineux, en rapport avec ceux du cordon ombilical, d'où naissent les villosités constituant la portion fœtale du placenta.

c. Couche semifibreuse de la sérotine adhèrente au chorion au milieu de laquelle on voit quelques cellules non encore transformées en cellules fibreuses.

d,d. Vaisseaux des villosités coupés transversalement et contenus dans l'organe glandulaire, dont la paroi externe est plus épaisse près du chorion.

e. Parois de l'organe glandulaire changées en cordon fibreux autour des vaisseaux des villosités près du chorion.

f, f. Grosses cellules et tissu connectif mou de la sérotine en rapport de continuité avec celui de l'utérus.

h, Les mêmes cellules de la sérotine transformées en tissu fibreux et circonscrivant les sinus du placenta.

g, g. Sinus pleins de sang.

Figure II

Portion médiane du placenta, formée par les villosités du chorion. La figure représente une petite portion de villosité à 350 grossissements.

a, a, Portion de vaisseau du placenta fœtal.

b, b, L'organe glandulaire qui entoure complètement toutes les villosités, et dans lequel on distingue la paroi externe et les cellules de la couche épithéliale interne.

Figure III

Section verticale de la surface utérine du placenta humain à 250 diamètres.

a, a. Couche de grandes cellules de tissu connectif en rapport direct avec le tissu connectif sou-muqueux de l'utérus.

b, b. Couche beaucoup plus épaisse formée de cellules rondes au milieu de tissu connectif mou, connue des anatomistes sous le nom de caduque sérotine.

c, c. Surface interne de la dite sérotine transformée en tissu fibreux pour limiter les sinus sanguins du placenta.

d, d. La sérotine changée en organe glandulaire qui tapisse toutes les villosités du chorion.

e, e. Villosités coupées transversalement qui laissent voir les vaisseaux du placenta fœtal à l'intérieur entourés par l'organe glandulaire,

f. Un gros tronc vasculaire du placenta fœtal entouré par l'organe glandulaire coupé transversalement à la base de la surface interne du même placenta.

g. Idem coupé longitudinalement ; les vaisseaux manquent dans l'intérieur de cette portion ; on y voit pourtant les noyaux des vaisseaux dans l'intérieur des ramifications des villosités, qui sont en rapport avec le tronc susdit. Les cellules lactées qu'on voit à l'intérieur se continuent avec celles de la sérotine.

h. Une veine utéro-placentaire à moitié remplie de sang et coupée transversalement, dont les parois sont formées par les métamorphoses fibreuses de la sérotine.

i. Une artère utéro-plancentaire également coupée en travers dans l'épaisseur de la caduque sérotine.

Pla. I.

J.B.Ercolani Structure glandulaire du Placenta

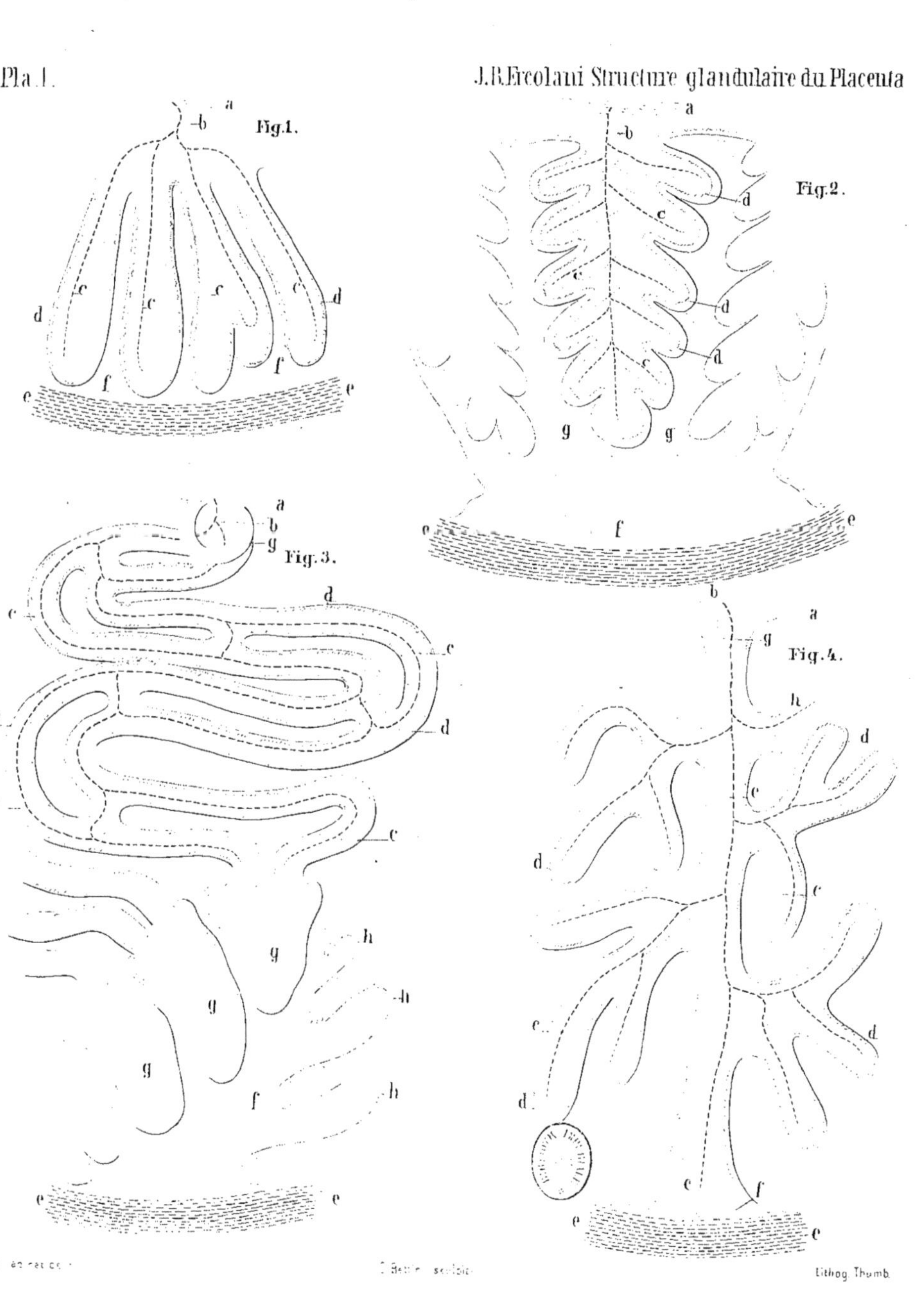

Lithog. Thumb.

Pl. II.

J. B. Ercolani Structure glandulaire du Placenta

Fig. 1.

c
b
c
d
a
d
d
d
d
a

Fig. 2.

b
b
c

sculpt.

Lithog. Thumb.

Pla. III. J. B. Ercolani. Structure glandulaire du Placenta

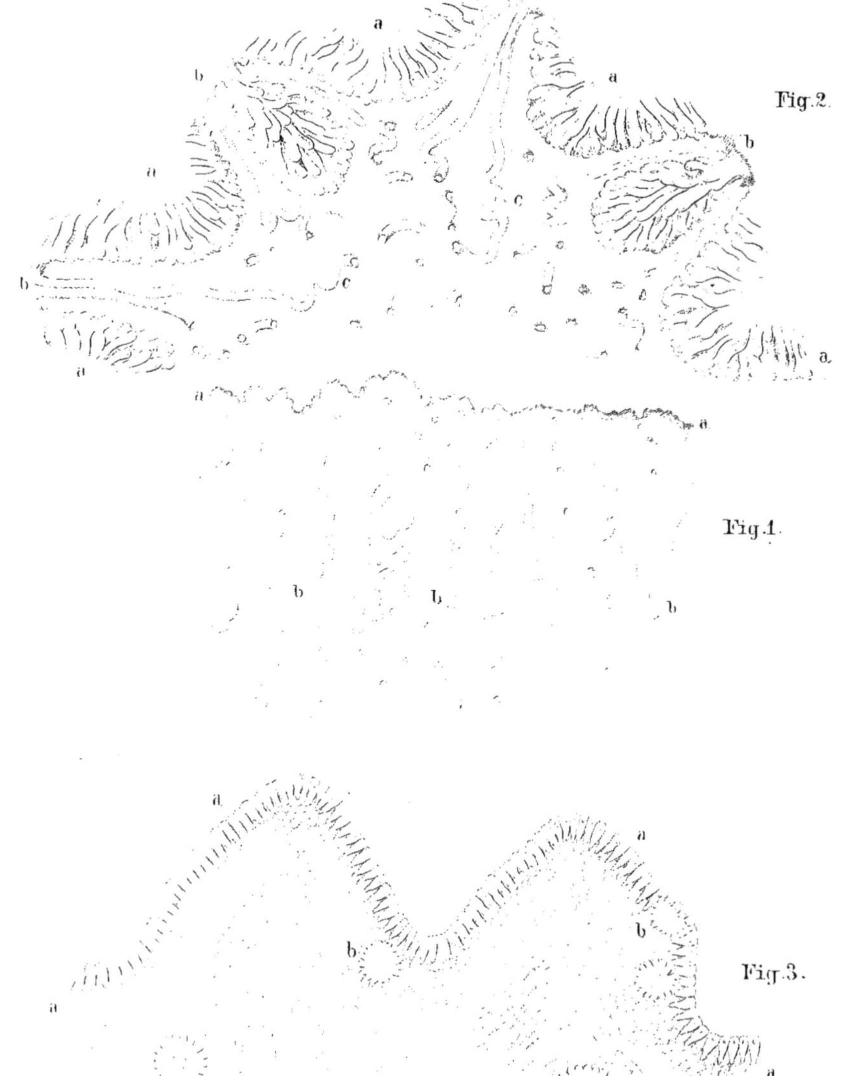

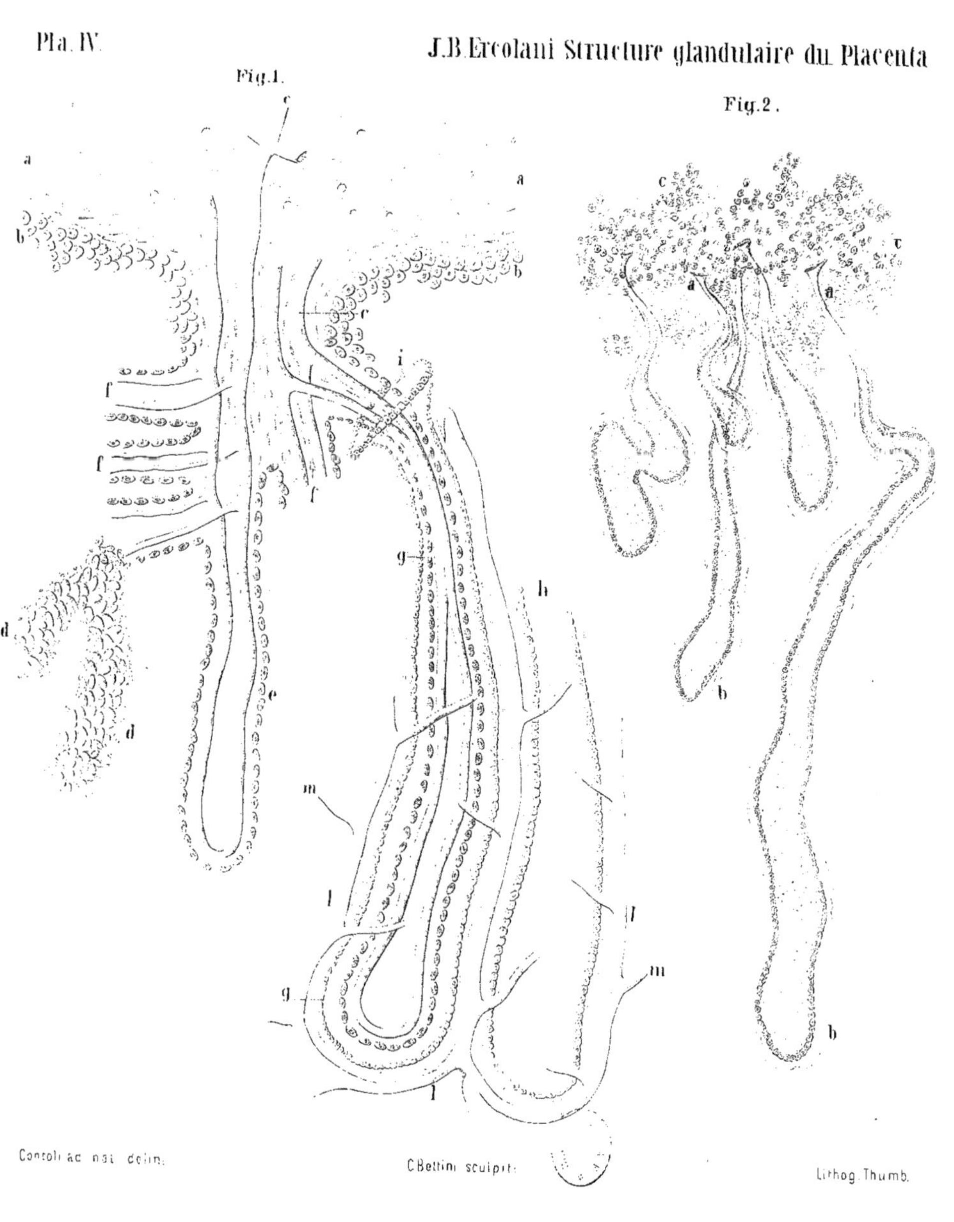
Pla. IV.
J.B. Ercolani Structure glandulaire du Placenta
Fig.1.
Fig.2.
Contoli ac nat. delin.
C.Bettini sculpsit
Lithog. Thumb.

J. B. Ercolani Structure glandulaire du Placenta

Fig. 1.

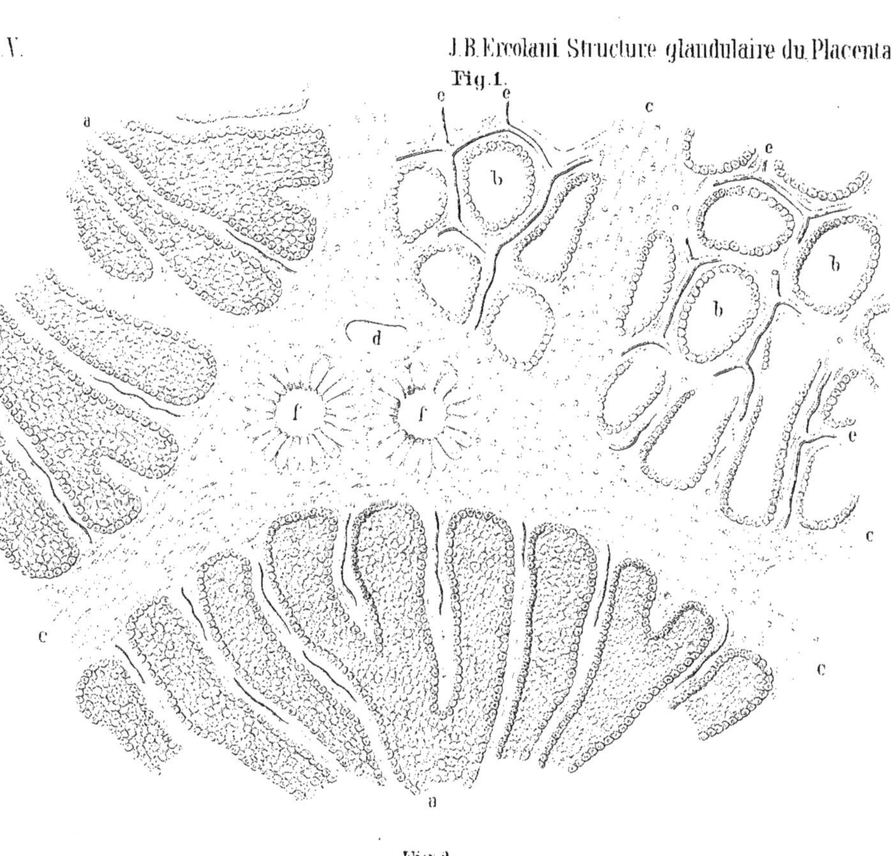

Fig. 2.

a

a

Fig. 1.

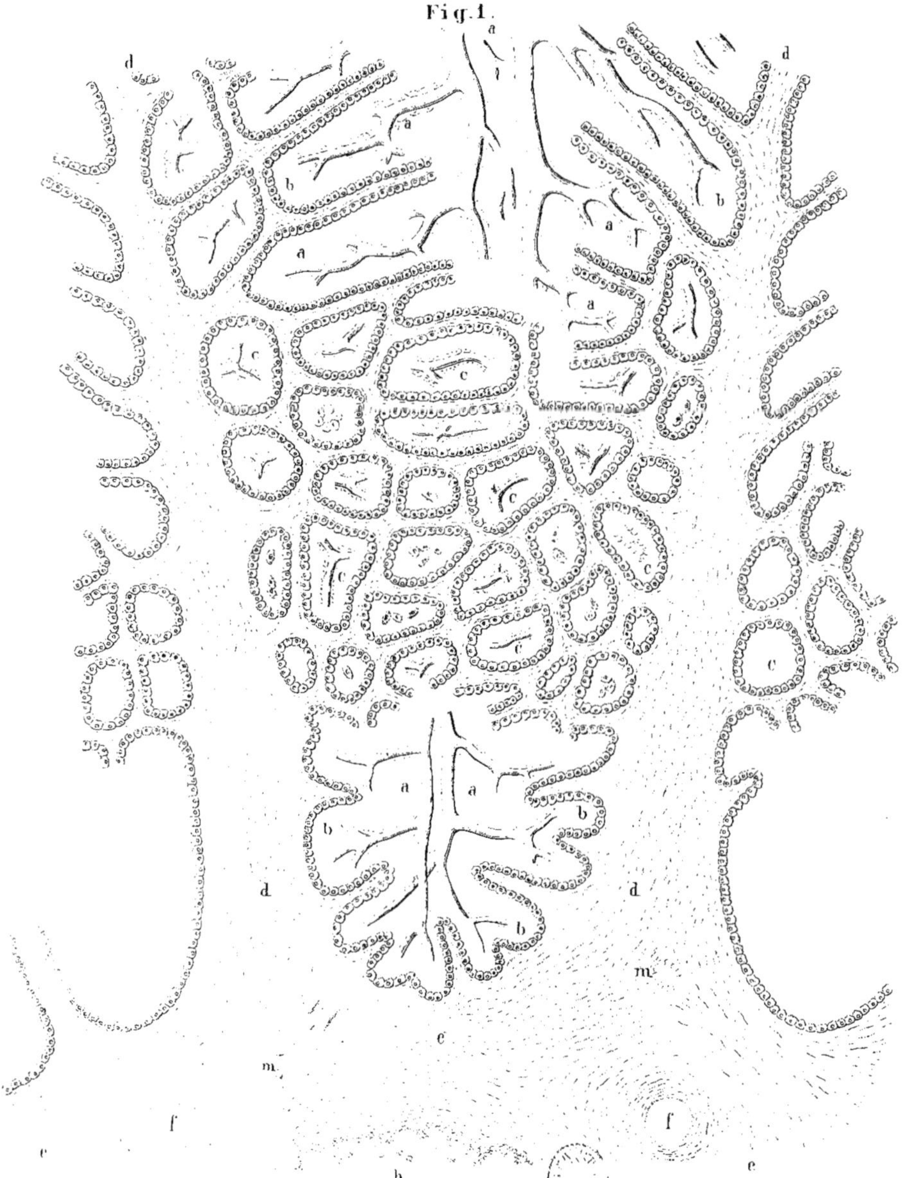

[illegible] del. dis. C. Bettini sculpit Lithog. Thumb.

Pla VII.

J.B. Ercolani. Structure glandulaire du Placenta

Fig. 3.

Fig. 1.

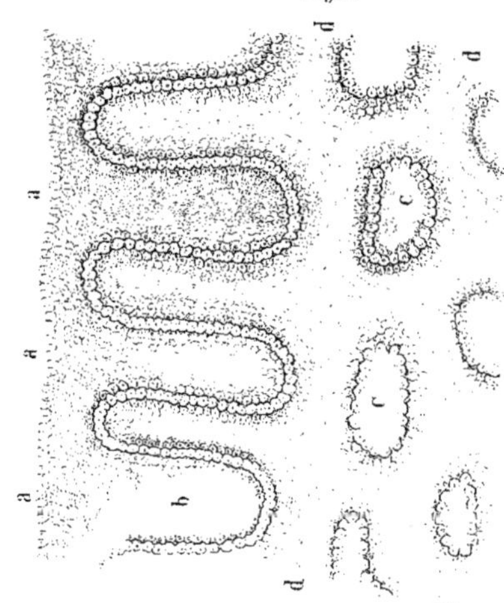

Fig. 2.

Fig. 4.

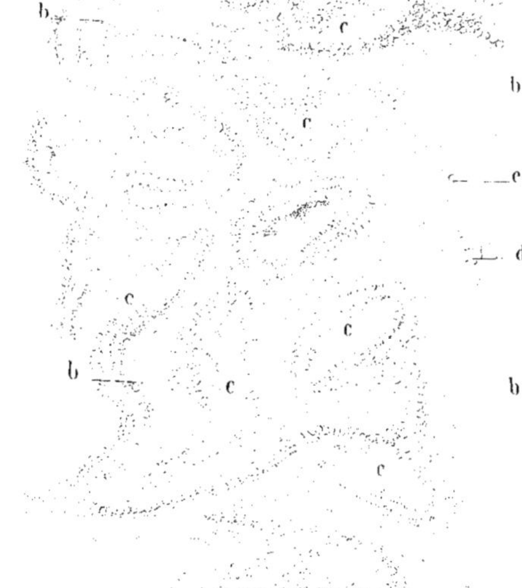

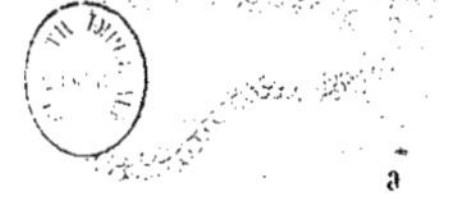

J.B. Ercolani Structure glandulaire du Placenta.

Fig. 1.

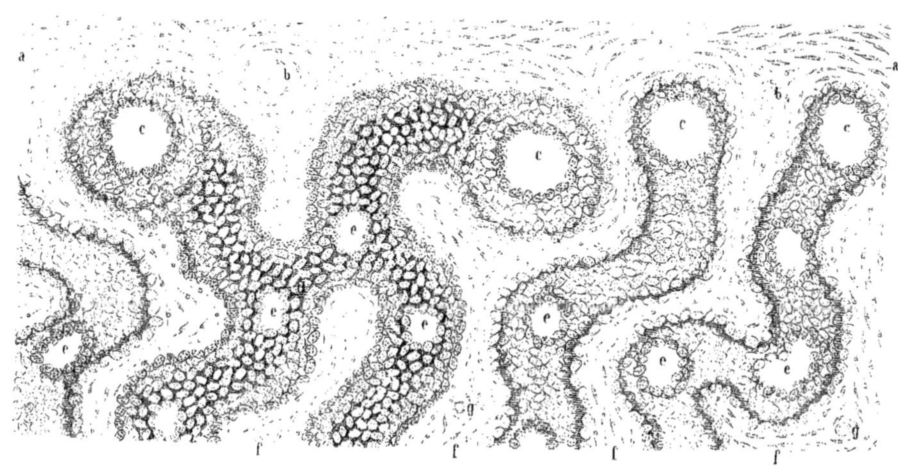

Fig. 2.

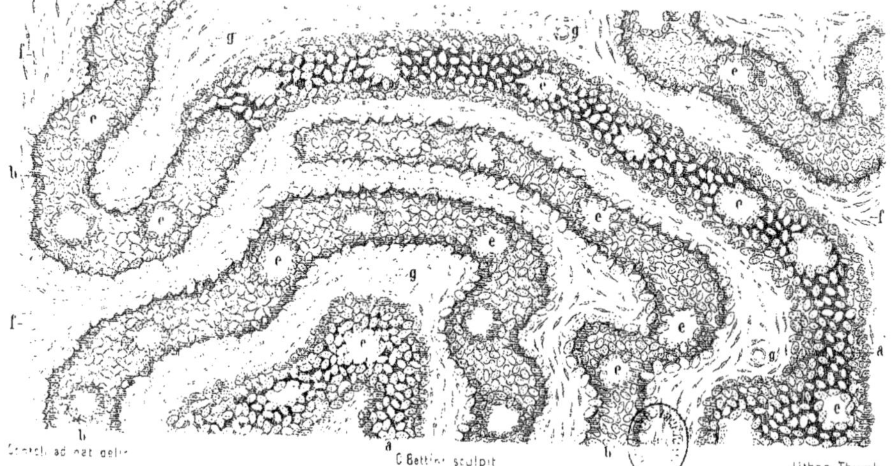

Ercol. ad nat. delin.   C. Bettini sculpit   Lithog. Thumb

Pla. IX.

G.B. Ercolani Structure glandulaire du Placenta.

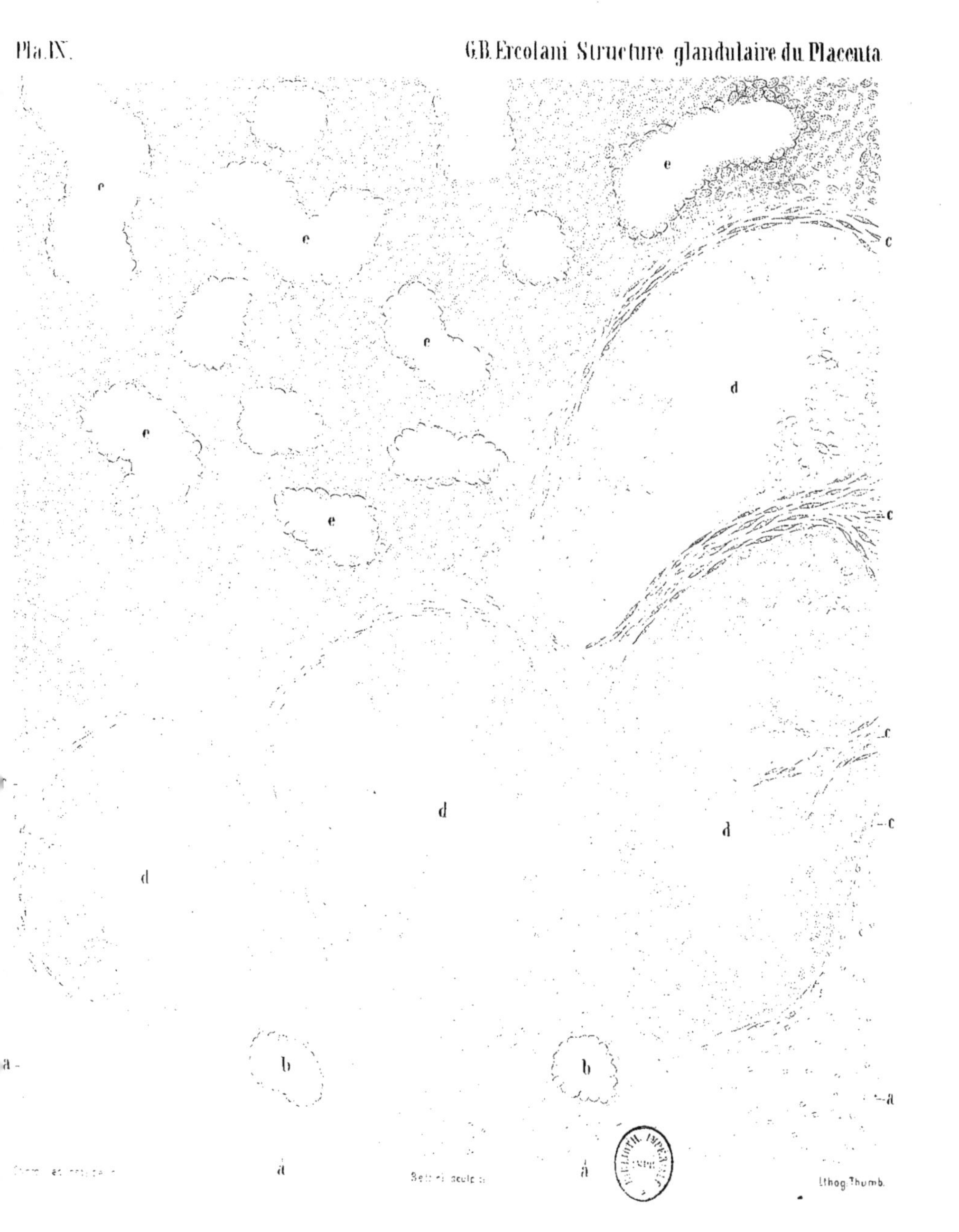

Lithog. Thumb.

Pla X.

J. B. Ercolani Structure glandulaire du Placenta

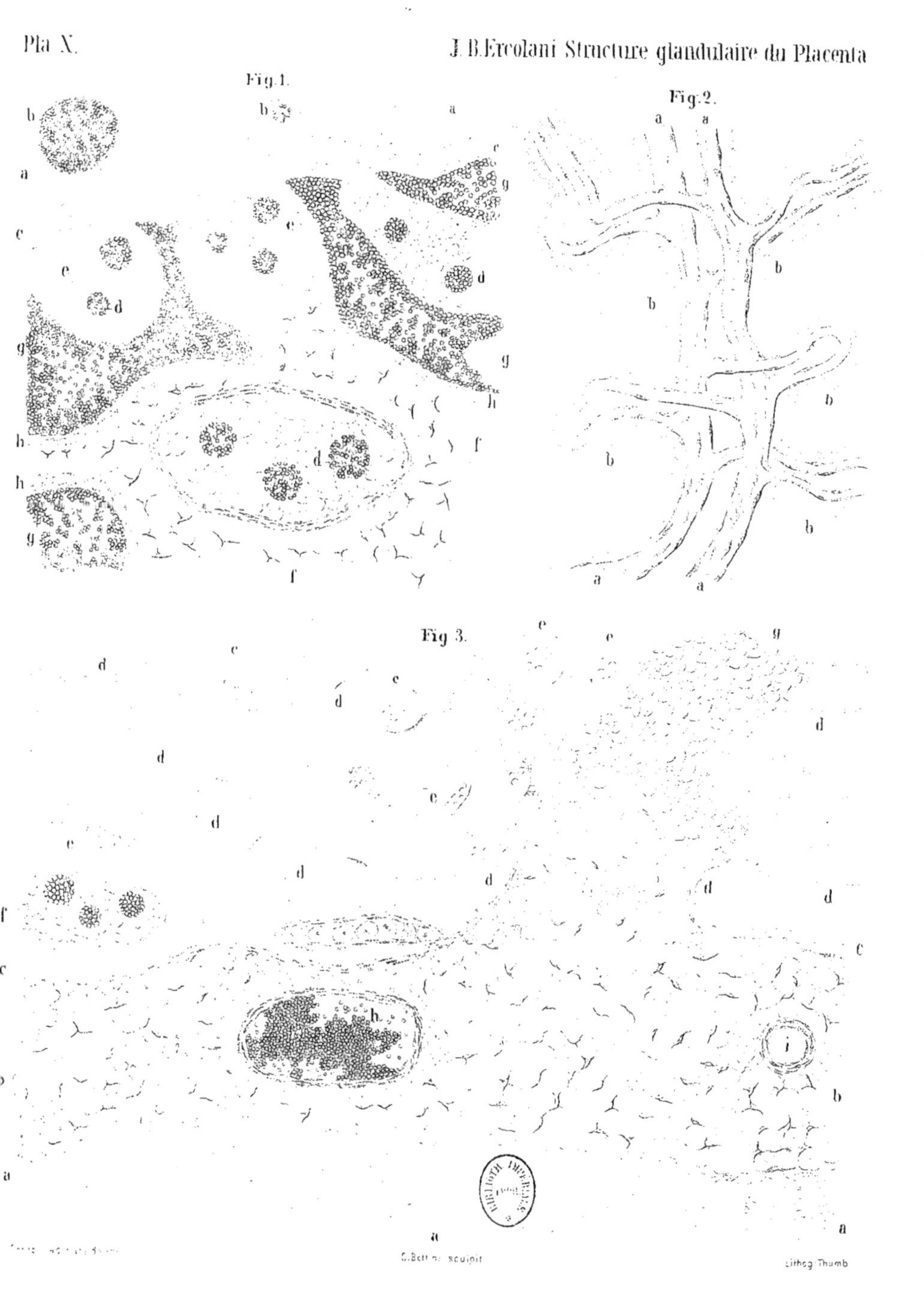

www.ingramcontent.com/pod-product-compliance
Ingram Content Group UK Ltd.
Pitfield, Milton Keynes, MK11 3LW, UK
UKHW020221200726
13856UKWH00004B/1540